NOTE

SUR

QUATRE CAS

D'APPENDICITE CHEZ LES ENFANTS

PAR

Le DR S. PERRET

Professeur agrégé à la Faculté de médecine de Lyon,
Médecin des Hôpitaux.

(Lu à la Société nationale de Médecine de Lyon.)

LYON

ASSOCIATION TYPOGRAPHIQUE

F. PLAN, rue de la Barre, 12.

1892

NOTE

SUR

QUATRE CAS

D'APPENDICITE CHEZ LES ENFANTS

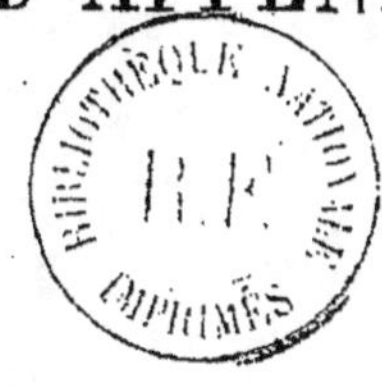

PAR

Le Dʳ S. PERRET

Professeur agrégé à la Faculté de médecine de Lyon,
Médecin des Hôpitaux.

(Lu à la Société nationale de Médecine de Lyon.)

LYON

ASSOCIATION TYPOGRAPHIQUE

F. PLAN, rue de la Barre, 12.

1892

NOTE

SUR

QUATRE CAS D'APPENDICITE CHEZ LES ENFANTS

Je n'ai pas l'intention de faire ici l'historique de la pérityphlite, c'est un sujet qui a été trop débattu dans ces derniers temps pour qu'il soit utile d'y revenir. Faisons observer incidemment qu''il est loin d'être résolu, car si depuis la thèse de Maurin, il n'était plus question que d'appendicite et de péritonite appendiculaire, il semble se faire actuellement une sorte de réaction contre cette interprétation par trop exclusive.

Mariage, en effet, dans une thèse récente, reconnaît qu'on ne saurait nier l'existence de la typhlite proprement dite, et cite en passant deux observations personnelles confirmées par l'examen nécropsique. Il est certain qu'on n'est pas autorisé à jeter par dessus bord tous les faits cités par les auteurs classiques sous le nom de typhlite, et qu'une appréciation plus froide et plus raisonnée fera la part exacte de la vérité.

Je n'ai pas qualité non plus pour discuter les avantages et les inconvénients d'une intervention chirurgicale plus ou moins précoce, question autrement délicate encore, et qui dépasse les limites de ma compétence. On sait d'ailleurs à quelles opinions disparates ce sujet brûlant a donné lieu aussi bien en France qu'à l'étranger. A Lyon notamment, l'accord ne paraît pas s'être fait encore entre les chirurgiens, témoin la thèse de Pravaz, inspirée par M. le professeur Poncet, qui s'y déclare interventionniste précoce, témoin celle de Rocheron, où M. le professeur agrégé M. Pollosson se montre plutôt temporisateur, témoin encore la discussion récente de la Société des sciences médicales, où des appréciations bien différentes se sont fait jour.

Mon but plus simple est d'apporter, sous forme de quatre observations inédites, quelques matériaux de plus à cet édifice si compliqué de la pérityphlite. Ce n'est guère, nous le croyons, que par la publication d'un grand nombre de faits cliniques qu'on arrivera à préciser d'une manière plus exacte les indications et le moment de l'intervention opératoire.

Obs. I. — Antoinette Ch..., âgée de 11 ans 1/2, entrée à la salle Saint-Ferdinand le 30 décembre 1889.

Antécédents héréditaires : Mère toujours malade, toussant presque constamment; père mort d'affection inconnue.

Antécédents personnels : Rien de bien spécial à noter de ce côté, sauf une scarlatine à 6 ans.

L'affection aurait débuté il y a quinze jours brusquement au milieu de la nuit par des vomissements répétés et de violentes douleurs dans le côté droit de l'abdomen. On lui administra plusieurs lavements et on appliqua un petit vésicatoire sur le point douloureux. La malade n'eut pas de frisson, mais elle se plaignait de la tô c et sa peau était chaude.

État à son entrée : Un interrogatoire minutieux ne permit pas de trouver la cause des accidents aigus abdominaux. Aucun écart de régime, pas d'ingestion d'aliments indigestes, pas de constipation habituelle, pas de traumatisme.

Antoinette Ch... se plaint uniquement du ventre ; la céphalée a disparu, langue saburrale, pâteuse, soif ardente ; température, 39°,3.

Le ventre est légèrement tendu, tension qui tient en partie à ce que la malade redoute la palpation et contracte ses muscles abdominaux. La pression du côté gauche ne réveille aucune douleur ; du côté droit, au contraire, dans la fosse iliaque la sensibilité est très vive à la palpation et la malade ne peut supporter le décubitus latéral. On sent à ce niveau une masse de consistance moyenne occupant la fosse iliaque et remontant un peu le long du cœcum, masse qui ne semble pas se déplacer si l'on cherche à lui imprimer des mouvements de latéralité ; une percussion légère ne révèle pas de matité à ce niveau.

La malade a de la diarrhée depuis le début de ses accidents ; auparavant elle allait régulièrement à la garderobe, et dans tous les cas n'était pas habituellement constipée. Les vomissements ne se sont pas reproduits depuis plusieurs jours.

Matité hépatique et splénique normale ; rien au poumon et au cœur ; pas d'albumine dans les urines.

31 décembre. La température, le lendemain de l'entrée, est tombée à 37°,5 ; sommeil agité cette nuit, mais les douleurs ont été un peu moins vives ; vésicatoire *loco dolenti*.

4 janvier. Douleurs moins vives, bien qu'on sente toujours une tuméfaction très nette et sensible dans la fosse iliaque droite ; diarrhée très diminuée.

6 janv. La tuméfaction a diminué, et la sensibilité y est bien moins vive ; appétit reparu.

8 janv. Réapparition de la diarrhée qui nécessite un régime plus sévère.

13 janv. Diminution plus marquée encore de la tumeur iliaque au niveau de laquelle la palpation n'est plus douloureuse. La diarrhée a cessé, appétit satisfaisant. La température ne s'est pas élevée depuis le lendemain de l'entrée.

20 janv., 36e jour de la maladie. Plus de douleur, plus de tuméfaction dans la fosse iliaque, mais simplement un manque de souplesse. La petite malade est considérée comme guérie ; néanmoins, on la garde dans le service pour la surveiller.

15 février. Sur ces entrefaites, Antoinette Ch... est atteinte d'une grippe assez sérieuse qui se complique d'une rechute et dont elle n'est vraiment rétablie que le 20 mars. Malgré cela, les accidents abdominaux ne se sont pas reproduits. Elle quitte la salle le 26 mars entièrement guérie et sans que l'exploration de la fosse iliaque droite révèle rien d'anormal.

Obs. II. — Marie T..., âgée de 12 ans 1/2, entrée le 26 mai 1891 à la salle Saint-Ferdinand.

Antécédents héréditaires : Père bien portant ; mère morte il y a six ans d'affection indéterminée ; huit frères ou sœurs en bonne santé, une neuvième morte de maladie inconnue.

Antécédents personnels : Coqueluche en bas âge. Assez bonne santé habituelle ; elle dit qu'elle a souvent des maux de tête et que son appétit laisse à désirer. Dégoût pour les viandes rôties ; pas de constipation, un peu de diarrhée parfois ; pas de vomissements ; pas de menstruation.

Le 17 mai, jour de la Pentecôte, elle se trouve mal pendant la messe et se plaint à la suite de douleurs abdominales très vives accompagnées de vomissements abondants. Ces douleurs qui ne ressemblaient pas à des coliques allèrent en augmentant jusqu'au mardi 19 mai, puis diminuèrent peu à peu.

Une selle normale le premier jour, pas de selles le lundi, puis à partir du mardi, légère diarrhée, deux à trois selles quotidiennes.

Le 21 mai, la douleur qui paraissait plutôt diffusée à tout le ventre se localise dans la fosse iliaque droite, et l'on sent à ce niveau de la renitence et un commencement de tuméfaction. Ces différents phénomènes se sont accompagnés de fièvre, et la température, prise à deux reprises différentes, s'est élevée à 39°.

État à son entrée : A l'inspection de l'abdomen on constate un peu d'augmentation de volume du ventre, plus marquée dans l'hypochondre droit, la dépression normale du flanc droit est remplacée par une saillie douloureuse à la !palpation. Pas de gargouillement, pas de tumeur rappelant le boyau cœcal, mais empâtement de toute la région ; tonalité plus élevée à la percussion sans matité véritable.

Rien d'appréciable du côté des autres organes abdominaux ; rien aux poumons ni au cœur. État saburral de la langue, une à deux sel'es diarrhéiques dans les vingt-quatre heures, température de 39°,5, pas de frissons.

2 juin. Pendant les quelques jours qui ont suivi l'entrée l'état est resté à peu près stationnaire, la température qui avait atteint 40°,2 le lendemain de sa réception est descendue rapidement oscillant d'une manière irrégulière entre 38° et 39°.

Aujourd'hui la palpation du flanc droit est bien moins douloureuse, on ne sent pas comme au début un empâtement étendu, mais une tuméfaction nettement limitée et dure à la partie inférieure de la fosse iliaque ; une à deux selles diarrhéiques par jour.

9 juin. Amélioration progressive de l'état général et local ; la température revient à partir de ce moment à la normale (23e jour).

23 juin. La malade sort emmenée par sa famille ; on ne sent plus qu'un petit noyau d'induration limitée, et qui n'est pas sensible à la pression. Les fonctions digestives sont normales, la diarrhée a complètement disparu.

Obs. III. — Hélène L..., âgée de 6 ans, entrée le 25 juillet 1891 à la salle Saint-Ferdinand.

Antécédents héréditaires : Inconnus.

Antécédents personnels : Assez mal déterminés. Elle serait malade depuis dix jours environ. Au début malaise général, maux de ventre, céphalée. Pas de vomissements ; diarrhée depuis deux jours ; envies fréquentes d'aller à la selle.

Ces renseignements sont donnés par la sœur qui les tient de la mère ; l'interne n'était pas à ce moment dans le service.

État à son entrée : L'enfant présente l'apparence d'un typhique, prostration et abattement très marqué, facies abdominal, yeux cernés. Elle se plaint de douleurs à la tête et au ventre.

Le ventre est uniformément ballonné et uniformément douloureux, un peu plus cependant dans l'hypochondre droit. Nulle part de fluctuation ou de matité. Foie et rate de volume normal. Langue sèche avec enduit pultacé noirâtre, soif vive, pas de vomissements ; envies très fréquentes d'aller à la garderobe, selles jaunâtres, liquides, mêlées de glaires, sans traces de sang ; épreintes et ténesme ; anus béant. Pouls très petit, température 40°,4.

26 juillet. Ce matin, même état très grave, prostration extrême, pouls filiforme. Dans l'après-midi l'enfant est prise brusquement de vomissements, d'abord alimentaires et liquides, puis porracés, d'odeur fétide. Le ventre est plus ballonné et plus douloureux que la veille. Mort trois heures après le début de ces derniers accidents dans un état comateux avec refroidissement.

Autopsie : A l'ouverture de l'abdomen, péritoine injecté ainsi que l'intestin. Nombreuses fausses membranes situées entre les anses qui ne sont pas d'ailleurs agglutinées entre elles. Liquide trouble rougeâtre assez abondant, pus franc dans le petit bassin et les parties déclives. Les anses intestinales sont dilatées ; l'appendice, du volume et de la longueur du petit doigt, est appliqué en arrière de bas en haut contre le cœcum avec lequel il n'est pas adhérent. Logé dans la fosse iliaque il apparaît cylindrique, épaissi, boursouflé. L'intestin incisé présente au niveau du cœcum, dans le voisinage de la valvule de Bauhin, quelques plaques saillantes grisâtres et un piqueté rappelant l'aspect de barbe rasée. Point d'ulcération ou de perforation. L'appendice a une cavité très dilatée. La portion initiale offre aussi une mince plaque grisâtre ; sa portion terminale est pleine d'un pus franc, sans fausse membrane, ni ulcération, ni perforation.

Rien à signaler du côté des autres organes.

OBS. IV. — Céline B..., âgée de 7 ans, entrée le 10 mars 1892 à la salle Saint-Ferdinand.

Antécédents héréditaires : Sans intérêt.

Antécédents personnels : L'enfant a eu la rougeole à l'âge de trois ans et durant cette maladie elle aurait éprouvé des coliques violentes qui auraient duré trois semaines et avec constipation absolue. Il y a un an chute d'une certaine hauteur dans un égout suivie de douleurs assez vives dans la fosse iliaque droite.

Il y a deux mois la petite malade a été prise de douleurs nouvelles localisées dans la fosse iliaque droite avec constipation et un ou deux vomissements. Ces accidents durèrent trois jours et le cours des matières se rétablit régulièrement.

Quatre jours avant son entrée, sans cause appréciable, douleur subite et violente dans la même région que précédemment, vomissements répétés, constipation absolue. Le ventre était très douloureux et l'enfant redoutait le moindre contact; il y avait un peu de tension des parois abdominales.

État à son entrée : État général mauvais à l'entrée, abattement, prostration ; langue saburrale ; quelques vomissements encore ; constipation opiniâtre.

L'exploration de l'abdomen est presque impossible, tellement les douleurs sont vives, exagérées qu'elles sont par la pression la plus légère dans toute l'étendue. La sensibilité cependant paraît être plus accentuée au niveau de la fosse iliaque droite, où l'enfant supporte à peine le moindre contact sans pousser des cris. On ne trouve cependant nulle part d'empâtement, de matité ou de sensation de fluctuation.

11 mars. Un lavement gardé longtemps ne provoque aucune selle. Calomel 0,30 centigr., glace sur le ventre, vin de Champagne. temp. 39°. Dans la soirée le pouls devient petit, les vomissements sont continuels sans être bilieux, ni fécaloïdes. Hypothermie (T. 36°,7) contre laquelle on lutte par les stimulants diffusibles et les injections de caféine.

12 mars. Le docteur Levrat voit ce matin la malade et ne trouvant pas de foyer, pas de trace d'épanchement, n'est pas d'avis d'intervenir immédiatement. Il conseille simplement une incision préventive au niveau de la fosse iliaque sans ouvrir le péritoine, afin de créer pour le pus s'il vient à se former un locus minoris resistentiæ. Sur son indication on essaye une injection huileuse dans le rectum avec un tube en caoutchouc muni d'un entonnoir ; aucun résultat.

13 mars. A six heures du matin, quelques matières jaunâtres sont évacuées. On administre alors un lavement purgatif qui amène une véritable débâcle sans trace de pus. L'état s'améliore un peu à la suite, douleurs moins vives, une selle spontanée vers midi. L'amélioration ne s'accentuant pas dans la soirée, on se décide à intervenir.

M. le docteur Goullioud, en l'absence de M. le docteur Levrat, après un examen minutieux sous l'anesthésie, ne trouvant ni fluctuations ni matité nulle part, sauf peut-être un peu de submatité douteuse au-dessus de l'épine iliaque antérieure et supérieure droite, fait une incision d'environ six centimètres ; à ce niveau, on ne trouve rien dans le péritoine, on ne sent rien d'anormal à l'exploration ; mèche de gaze iodoformée et quelques points de suture. Dans la nuit quelques vomissements, un peu d'excitation. La température, avant-hier et hier, a oscillé entre 37°,7 et 38°,5.

14 mars.— L'état continue à s'aggraver ; le pouls est petit, bat 144 fois à la minute. Pas d'évacuations alvines, mais expulsions de gaz, vomissements, soif très vive. Le ventre est toujours douloureux, sans météorisme bien net et sans trace de matité ou de fluctuations. En présence de cette aggravation, on décide une intervention plus large.

M. Goullioud fait une incision médiane de dix centimètres environ, à deux travers de doigt au-dessous de l'ombilic. L'ouverture du péritoine laisse échapper une notable quantité de pus, assez liquide, d'une odeur nauséabonde. Contre-ouverture dans la fosse iliaque gauche, où l'on rencontre de petits amas de pus séparés les uns des autres et disséminés en divers endroits. On rétablit l'ouverture faite la veille et on va à la recherche de l'appendice. L'appendice est rouge et tuméfié, formant une sorte de pavillon de trompe ; une collection purulente s'est faite en plusieurs points dans son voisinage. Il est réséqué tout à fait près de la base, au-dessus d'une échancrure qui n'est autre chose qu'une perforation ; sa cavité enflammée ne contient pas de corps étrangers. Le petit bassin est plein de pus, adhérences et cloisonnement un peu partout, nouvelle contre-ouverture par le cul-de-sac vaginal, qui donne encore lieu à un écoulement purulent. Pas de lavage intra-péritonéal ; drains dans les diverses ouvertures ; pansement compressif et bandage de corps.

Il est à noter que, malgré cette quantité considérable de pus, le ventre était peu ballonné, et que l'exploration faite après anesthésie ne révélait ni fluctuations, ni empâtement, ni matité.

15 mars. Les douleurs abdominales sont moins vives depuis l'opération, mais les vomissements continuent. P. 138 ; T. 37°,6. La malade est tranquille et en pleine connaissance.

16 mars. Pendant la nuit, pas d'évacuation alvine ; quelques vomissements ; un peu d'excitation. La petite malade a réussi à se débarrasser des attaches qui retenaient ses mains et à arracher les drains de ses plaies. Le pouls est petit ; prostration ; selle peu abondante. On refait le pansement sans remettre les drains ; il n'y avait pas trace de pus dans les diverses pièces enlevées. Abdomen moins douloureux à la pression ; agitation très marquée. On ouvre une tourniole qui s'était produite à la main droite. T. 38°,5. Dans la soirée, deux nouvelles selles. P. 140.

17 mars. La nuit a été assez bonne, grâce surtout à une injection de morphine. Les vomissements ne se sont guère reproduits depuis l'opération. Agitation très marquée, cris attribuables en partie à la douleur, en partie à du délire. Rien aux poumons et au cœur. Quatre vomissements dans la journée, agitation excessive ; on fait le soir une nouvelle injection de morphine.

18 mars. La nuit a été assez calme ; la malade s'est éteinte peu à peu dans un état comateux le 12e jour de la maladie.

Autopsie. — A l'ouverture de la cavité abdominale, on constate que du pus s'était reformé un peu partout, en petite quantité il est vrai, et n'avait pu se vider par les incisions trop hautes et en partie refermées. Une poche purulente, située entre le grand épiploon et le côlon transverse, avait complètement échappé au bistouri. Des brides multiples retenaient les anses intestinales entre elles. Aucun foyer dans le voisinage de la rate et du foie, ce dernier en état de dégénérescence graisseuse. Rien aux poumons et au cœur.

Après la lecture de ces quatre observations, nous pensons qu'il ne saurait y avoir de doute sur l'existence d'une appendicite. Car, bien que convaincu de l'existence de la typhlite, nous reconnaissons qu'elle se présente très rarement et qu'en particulier dans les cas dont il vient d'être question, c'est d'appendicites qu'il s'agissait.

Et, en effet, chez nos deux premières malades, à l'occasion desquelles on pourrait émettre certaines réserves, puisque heureusement il est vrai il n'y a pas eu d'autopsie confirmative, tout plaide en faveur de cette interprétation.

C'est d'abord l'absence de troubles intestinaux dans les antécédents, ces deux fillettes allaient régulièrement à la selle, à aucune période de leur vie les parents n'avaient observé de constipation véritable, et le ventre n'était pas habituellement tuméfié, surtout vers la fosse iliaque. C'est ensuite le début brusque, foudroyant même, des accidents sans aucun signe prémonitoire. Ainsi Antoinette Ch. (obs. I), qui s'était couchée bien portante et après avoir soupé de bon appétit comme à l'ordinaire, est prise tout à coup, au milieu de la nuit, de vomissements répétés avec douleurs dans le ventre et sensibilité très vive vers l'hypochondre droit.

Même évolution chez Marie T. (obs. II) ; elle s'était levée le 17 mai sans aucun malaise particulier, avait déjeuné comme d'habitude, lorsque pendant la messe se déclare brusquement une syncope suivie rapidement de vomissements réitérés et de douleurs insupportables dans l'abdomen.

C'est encore l'ensemble des symptômes présentés par les malades et qui rappellent d'assez près, on l'a vu, les signes ordinaires de la péritonite.

Or, telle n'est pas la marche de la typhlite qui s'observe chez des individus sujets à de la constipation, et se plaignant depuis un temps plus ou moins long d'un certain degré de sensibilité et de tuméfaction dans la fosse iliaque. Ajoutez encore que les accidents, tout en présentant une certaine acuité, sont loin d'égaler en intensité ceux qui s'observèrent chez nos petites malades.

Enfin, argument de valeur, rappelons notamment que dans l'observation I, suivie par nous dès le début, ce n'est guère que le quatrième jour qu'il nous a été possible de trouver un léger empâtement iliaque. Or, il y a loin de là au fameux boudin cœcal qu'on perçoit tout au début de la typhlite et qui paraît être le signe le plus caractéristique de cette affection.

En dernier lieu, la tumeur ou mieux la tuméfaction constatée chez nos deux petites malades était diffuse, irrégulière, immobile, ne rappelant nullement la vraie tumeur de la typhlite ; elle, au contraire, cylindrique, régulière et plus ou moins mobile dans les mouvements de latéralité qu'on lui imprime.

Dans les deux autres cas, il n'y a pas d'objection possible, car le diagnostic a été confirmé par l'autopsie ; et du reste, rien pendant la vie ne rappelait la typhlite, puisqu'il ne fut jamais possible de saisir trace de foyer circonscrit.

Chez Hélène L. (obs. III), on l'a vu, l'appendice était très dilaté, sa muqueuse présentait une plaque grisâtre avec apparence de barbe fraîchement rasée ; enfin sa cavité était pleine d'un pus louable. Dans l'observation IV encore, l'appendice était rouge, tuméfié, formant une sorte de pavillon de bronze et offrant de plus vers sa base, une perforation des plus nettes constatée par M. le docteur Gouilloud.

Ces quatre cas d'appendicite, il est facile de le voir, se rattachent à deux formes bien différentes. L'une, la forme aiguë à péritonite circonscrite, à laquelle appartiennent nos deux premiers faits ; l'autre, la forme aiguë à péritonite plus ou moins d'emblée généralisée, qui comprend les deux derniers. Aussi notre conduite devait-elle être bien différente suivant la nature des cas.

Chez Hélène L. (obs. III), arrivée au quinzième jour de sa maladie, l'état général était assez satisfaisant, point de vomissements, légère diarrhée, la température tombait le lendemain de son entrée, point de frissons. Du côté de l'abdomen, pas de ballonnement, pas de sensibilité diffuse, mais des douleurs assez vives localisées à la fosse iliaque droite où se trouvait une tuméfaction irrégulière, assez bien circonscrite. Il n'y avait pas lieu, suivant nous, d'intervenir tout en surveillant la malade au point de vue d'une suppuration possible que rien ne semblait indiquer. Et en effet, la persistance de l'apyrexie les jours suivants, l'atténuation des phénomènes douloureux et la diminution progressive de la tumeur vinrent nous montrer que nous avions eu raison de recourir au traitement classique.

Pour la seconde malade, même manière d'agir qui nous a donné d'ailleurs un résultat aussi satisfaisant. Dès le début, et malgré l'acuité des symptômes, l'exploration attentive du ventre, aussi bien que le facies de l'enfant, indiquaient malgré l'absence de localisations, qu'il ne s'agissait pas de péritonite généralisée, et qu'il était prudent d'attendre. Plus tard, une fois les localisations faites, la question devenait plus délicate, car en raison de la persistance de la fièvre pendant une durée d'au moins trois semaines, se posait la question d'une suppuration possible.

Cependant, la température était peu élevée, ne dépassant pas 39°, et se rapprochant souvent de 38°, le tracé thermométrique ne présentait pas de grandes oscillations; enfin la malade n'accusait ni frissons, ni frissonnements. Avec cela l'exploration attentive de la fosse iliaque nous engageait à temporiser, car la sensibilité et l'étendue de la tuméfaction diminuaient progressivement, et au lieu de se ramollir, augmentait plutôt de consistance. Et en effet, la fièvre tombait vers le 21° jour, définitivement, et l'amélioration marchait rapidement les jours suivants.

La méthode à suivre devait être bien différente, cela se conçoit, dans les deux derniers cas où il n'y avait point de localisation et où tout semblait indiquer que la péritonite était généralisée.

Pour Hélène L. (ob. III), l'indication d'une laparotomie immédiate paraissait s'imposer d'emblée. Cependant, deux raisons majeures nous firent hésiter tout d'abord, et rejeter en dernier lieu une intervention chirurgicale. D'une part, l'état général de la petite malade était mauvais, avec son affaissement, avec son facies grippé, avec son pouls filiforme et fuyant, il était à craindre que le choc opératoire n'amenât une mort rapide. D'autre part, une investigation minutieuse de l'abdomen ne révélait aucune trace d'épanchement, ni fluctuation, ni matité nette ; or, le chirurgien n'a l'habitude d'intervenir qu'autant qu'il existe du liquide dans la cavité péritonéale.

L'autopsie pourtant montrait, et nous y reviendrons du reste à l'occasion de l'observation suivante, que l'exploration manuelle nous avait induit en erreur, et qu'il existait une notable quantité de pus dans le ventre. Et la meilleure preuve, c'est que l'enfant ayant succombé le lendemain de son entrée, il n'était pas admissible qu'un épanchement purulent, tel que le relevait l'ouverture post mortem ait pu se faire dans l'espace de vingt-quatre heures.

Dans le dernier cas, nos hésitations furent grandes au début au moment de poser un diangostic ferme. En présence de vomissements répétés, d'une constipation opiniâtre qui résistait aux lavements purgatifs et à une injection huileuse d'une certaine tension, avec une température peu élevée, qu'on pouvait mettre à la rigueur sur le compte d'un certain degré de résorption fécale, n'était-il pas logique de discuter l'éventualité d'une obstruction intestinale? Cependant, l'existence d'accidents antérieurs, qu'il était logique de rattacher à une appendicite, jointe à la grande sensibilité de l'abdomen, nous firent pencher pour cette dernière, et c'est à cette idée que notre diagnostic s'arrêta.

Mais là encore, avec la probabilité d'une péritonite généralisée, l'examen attentif du ventre restait négatif, nulle part de fluctuation ou de matité, par conséquent pas de foyer, pas d'épanchement. Aussi, la temporisation l'emporta-t-elle. Une première incision dans la fosse iliaque ne donna aucun résultat, et ce ne fut qu'en face de l'aggravation continuelle des accidents, et malgré l'absence de fluctuation et de matité, confirmée par une exploration minutieuse sous l'anesthésie, qu'on se décida à une intervention plus large.

Ces deux derniers cas sont fort intéressants, mais surtout très instructifs, en particulier pour le chirurgien. Ils prouvent de la manière la plus évidente que l'absence de matité dûment constatée en cas de péritonite généralisée, ne prouve pas *ipso facto* l'absence d'épanchement, et qu'il n'y a pas là,

croyons-nous, une contre-indication à intervenir. En effet,
le pus peut être plus ou moins étalé en nappes, ou collecté
en petits foyers emprisonnés par des adhérences récentes, ou
accumulé ailleurs dans le petit bassin, et échapper de cette
façon à la main qui cherche à le dépister. Ajoutons à cela
que, chez les enfants, on n'a guère la ressource du signe
précieux de M. le professeur R. Tripier, qui pourrait dans
certains cas rendre service pour les adultes. Et encore serait-
il aussi net dans un épanchement purulent? C'est une question que je me contente de poser.

Quoi qu'il en soit, ces quelques faits montrent une fois de
plus qu'il faut établir une distinction tranchée entre les appendicites aiguës à péritonite circonscrite et les appendicites
aiguës à péritonite d'emblée ou rapidement généralisée.

Dans les premières, il ne faut pas trop se presser, croyons-
nous, d'autant plus qu'il est impossible de savoir dans les
premiers jours, comme on l'a dit, s'il existe une perforation,
de la suppuration, ou de l'inflammation simple propagée.
Se contenter d'une thérapeutique exclusivement médicale
nous paraît le parti le plus sage, tout en surveillant le
malade, et en se tenant prêt à intervenir si quelque accident
l'exige, ou quand les signes généraux et locaux rendent très
probable l'existence d'un foyer purulent.

Par contre, si tout semble indiquer une péritonite généralisée, nous pensons qu'il faut agir immédiatement sans se
laisser arrêter par l'absence apparente d'épanchement, puisqu'il peut exister sans qu'on ait pu le dépister; notre dernière
observation est surtout très probante à cet égard. Elle montre de plus que le chirurgien ne saurait explorer trop atten-
tivement la cavité abdominale, ni trop multiplier ses incisions, car chez Céline B... (obs. IV), l'autopsie révéla la
présence d'un foyer purulent situé entre le côlon transverse
et le grand épiploon, foyer qui avait complètement échappé
au bistouri. Il en était encore ainsi dans un cas publié ré-
cemment par MM. Goullioud et Adenot, où plusieurs collec-
tions purulentes étaient restées en dehors des débridements.

Une intervention hâtive et large est, cela est certain, la

seule chance de salut qui reste au malade, l'expérience l'a
montré, et attendre dans ces conditions, c'est l'exposer à une
mort rapide.

Telles sont les quelques réflexions que nous ont suggérées
ces quatre faits, et que nous livrons à l'appréciation de nos
collègues, médecins aussi bien que chirurgiens, car avec les
idées courantes sur l'appendicite, il faut reconnaître que c'est
là une affection vraiment médico-chirurgicale.